DE LA

DIGESTION DE L'AVOINE

AU POINT DE VUE

DE LA PHYSIOLOGIE ET DE L'HYGIÈNE.

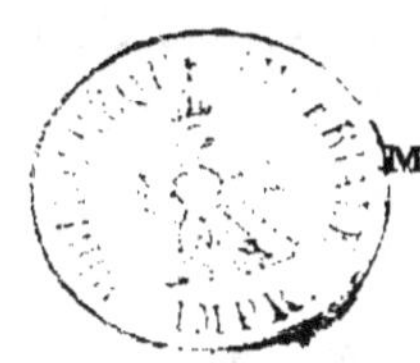

MÉMOIRE LU LE 12 JUIN 1862

Par **M. G. COLIN.**

« Toute lumière pour nous émane de l'observation. »

MESSIEURS,

Les choses les plus simples sont celles que nous étudions le moins. Elles n'ont pas tout d'abord le privilége de nous attirer et de nous plaire, mais peu à peu nous trouvons à les considérer un charme particulier, car sous leur simplicité apparente se cache souvent autant de mystère que dans les choses les plus complexes.

Un des grands travers de l'esprit humain, dans les sciences, est de prendre presque toujours les questions à rebours, d'aborder du premier coup le difficile et l'insaisissable, en un mot de commencer par où il convient de finir. Ainsi, en physiologie, on a disserté sur l'essence des fonctions les plus obscures avant d'en avoir analysé les différents actes; on a voulu faire une théorie de la digestion avant de connaître en détail le rôle de chacun des organes qui y prend part; on a cherché à expliquer la respiration avant qu'on sût la composition de l'air et son action sur le sang; on a imaginé mille hypothèses sur la génération avant d'avoir une idée exacte de l'ovule et de son développement. Cette vicieuse méthode n'a donné que de chimériques résultats.

Dans toutes les sciences du ressort de l'observation et de l'expérimentation, on n'arrive à rien par de semblables procédés. C'est des faits qu'il faut partir ; ce sont eux qu'il faut d'abord reconnaître un à un, constater avec soin, rassembler avec ordre, puis interpréter avec intelligence afin d'en découvrir les causes, d'en saisir les rapports et d'en prévoir les conséquences. Les doctrines, les synthèses scientifiques pèchent nécessairement si les faits sur lesquels elles se basent sont insuffisants ou s'ils sont mal appréciés.

En zootechnie, par exemple, quelques pédants, d'espèce toute récente, s'imaginent aujourd'hui créer quelque chose sans rien ajouter aux faits déjà connus, ni aux vues déjà développées. Ils se figurent naïvement qu'il suffit de mettre en lambeaux d'excellents classiques où tout est dit avec méthode et avec simplicité, et d'associer ces débris sous une forme inusitée, pour faire œuvre de génie. En ressassant les formules consacrées sur le rô'e des reproducteurs, sur les croisements, la consanguinité, le régime, ils croient enfanter des nouveautés ; mais leurs efforts sont vains. Ce n'est point par de pareils moyens qu'on change la face d'une science. Il faut avant tout lui conserver religieusement les acquisitions du passé, en cherchant à combler ses lacunes par de bonnes et sérieuses études sur les sujets non encore élucidés ou incomplétement connus.

Chacun, dans la mesure de ses forces et de ses moyens, peut prendre part à ce labeur. A l'un les questions qui se rattachent à la météorologie, à la chimie organique ; à l'autre celles qui se rapportent à la physiologie, à l'alimentation, aux croisements, à l'élevage, à l'engraissement. Il y a place pour tout le monde sur ce vaste terrain ; mais il faut procéder avec ordre. Avant d'aborder les hautes généralisations, il convient d'analyser avec soin les opérations des véritables zootechniciens, de ces éleveurs habiles, émules des Backwell et des Colling qui, par leurs efforts intelligents, transforment nos races, font les bœufs précoces, les moutons à laine fine, les chevaux de grande vitesse, ces animaux magnifiques de nos concours et de nos hippodromes. A eux les tâtonnements, les expériences, les combinaisons pratiques de toutes sortes. A nous d'observer la marche et les résultats de leurs tentatives ; à nous de chercher la raison de leurs mécomptes et de leurs succès. Et en disant : à nous cette dernière tâche, je veux dire : à ceux qui ont une profonde connaissance de l'organisme animal ; car ce n'est pas le premier venu qui peut se flatter de trouver les lois suivant lesquelles le climat, le régime, le croisement et les divers agents du dehors créent des races ou modifient leurs aptitudes.

Je veux ici, Messieurs, par un coup d'œil rapide jeté sur une petite question, vous prouver que la base des grandes généralisations et de la synthèse scientifique est dans l'étude de ces faits simples que les esprits superficiels dédaignent faute d'en découvrir le sens et la portée. Je me propose de faire ressortir le contraste qui existe entre la digestion d'un grain d'avoine et celle d'un brin de foin, afin que vous voyiez comment ce contraste devient le point de départ d'une foule de modifications qui peuvent être imprimées aux aptitudes et à la constitution du cheval.

Les philosophes du siècle dernier ont discuté longtemps sur le point de savoir si l'homme avait été créé herbivore ou carnivore, et quel avait dû être son régime en sortant des mains de la nature ; mais faute de connaître les principes de l'anatomie comparée et les grandes lois de l'organisation, ils n'ont pu trancher une question si simple. Le régime d'un animal n'est pas seulement subordonné à la forme des dents, comme le croyaient Rousseau et Helvétius ; il l'est, ainsi que l'a fait voir Cuvier, à la disposition de toutes les parties de l'appareil digestif, notamment à celle de l'estomac et de l'intestin. Le régime de notre espèce est mixte ; il l'est avec une foule de variations suivant les climats, les saisons, les productions de chaque pays, les habitudes de chaque peuple. Et c'est précisément pour donner à l'homme la faculté de vivre partout, comme pour multiplier ses moyens d'existence, que la nature en a fait un omnivore capable de passer au besoin, sans gradation, du régime animal à une alimentation végétale.

Le cheval n'est point dans le même cas. Par ses dents, son estomac, son intestin grêle, son cœcum, son côlon ; par la disposition de ses mâchoires et de ses membres ; par le caractère de ses instincts, il est exclusivement herbivore, et l'herbivore le plus pur parmi les animaux de sa classe. Partout où il vit à l'état sauvage, demi-sauvage ou de liberté temporaire, il ne recherche que l'herbe, et, sous ce rapport, ses congénères, l'onagre, le zèbre, l'hémione, le couagga, lui ressemblent parfaitement. Rien ne lui permet de modifier son régime dans des limites tant soit peu étendues. Il ne vit pas, comme l'hippopotame, le rhinocéros, sur le bord des fleuves, et n'a point la bouche organisée pour prendre des racines ; dans les bois, il ne mange pas, comme le sanglier et le porc, la châtaigne, la faine, les glands qui jonchent le sol à de certains moments ; dans les plaines, il ne convoite pas les grains ; il n'est, en un mot, ni frugivore, ni granivore : ce qu'il aime, c'est l'herbe, rien que l'herbe.

Cependant, ce solipède, organisé pour vivre d'herbes, devient granivore chez toutes les nations civilisées. Dès qu'il se met au service de l'homme, l'herbe sous sa forme ordinaire ne lui suffit plus ; il la lui faut transformée en foin, et à ce foin il a besoin d'ajouter une forte proportion de grains. Ainsi, le cheval arabe a beau trouver sur un sol aride un fourrage excitant et sapide, il ne peut courir s'il ne prend une bonne ration d'orge dans la musette de son cavalier ; le cheval de course serait incapable de faire un tour d'hippodrome, et le cheval de poste un relai, s'ils avaient l'estomac bourré de foin, fût-il le meilleur du monde. Sans l'avoine, le cheval de fiacre, si souvent réduit à l'état de squelette, ne décrirait pas une demi-journée les mille circuits auxquels l'oblige le service d'une grande ville; sans l'avoine, le cheval d'omnibus, ce lion des chevaux de trait, ne pourrait, comme en se promenant, traverser une immense cité deux ou trois fois par jour. Sans cet aliment, il ne faut attendre du cheval ni vigueur, ni vitesse, ni durée. Pourquoi donc ce solipède, naturellement herbivore, n'est-il propre au travail qu'en devenant à demi ou aux trois quarts granivore?

Ici, il ne faut pas chercher de raisons dans une sphère trop élevée, ni invoquer les causes finales. La modification qui est fatalement apportée au régime du cheval est une conséquence obligée des changements produits par la domesticité dans les habitudes et le genre de vie de cet animal.

Ce serait un grand tort que de vouloir, ici, comme dans bien d'autres questions de philosophie naturelle, juger des choses de la civilisation et de la domesticité d'après celles de l'état sauvage ou de l'état de liberté. En effet, de ce que, par exemple, l'homme n'a point reçu pour enveloppe un tégument pileux comme celui des animaux, ne serait-il pas absurde de nier la nécessité de se vêtir? De ce qu'il ne lui a pas été donné d'armes propres à le rendre maître d'une proie vivante, serait-il logique d'inférer que, dans le plan de la création, il ne doit pas se nourrir de chair? S'il est sorti nu des mains créatrices, c'est qu'elles le jetaient sous un ciel où il n'avait nul besoin de vêtements; s'il ne lui a pas été donné d'armes carnassières, c'est que, sans doute, dans le principe, les productions végétales lui offraient une nourriture suffisante. C'était ensuite son affaire de se vêtir s'il lui prenait fantaisie de s'éloigner des doux climats de son berceau, de chasser les bêtes fauves s'il portait ses pas vers des régions où les arbres n'étaient plus constamment chargés de fruits. Aujourd'hui encore, le sauvage des régions tropicales n'est-il pas nu? ne vit-il point des fruits des dattiers et des palmiers, tandis que celui qui s'aventure vers le pôle s'enveloppe dans la fourrure des animaux et subsiste de gibier ou de poisson?

De même que l'homme civilisé ne ressemble plus au sauvage, le cheval réduit à la domesticité s'éloigne beaucoup de son état primitif et naturel; ses besoins se modifient dans le sens des changements imprimés à ses conditions d'existence. Sauvage, il conserve un pied régulier et solide; mais obligé de trotter sur les cailloux anguleux des routes ou sur le rude pavé des villes, il a besoin d'une semelle protectrice. Laissé dans l'inaction, il se trouve bien en hiver d'un poil long qui le préserve du froid; soumis à des travaux qui le mettent souvent en sueur, il gagne au contraire à être tondu. S'il ne fait rien, le foin suffit à son entretien; s'il travaille, l'avoine ou un autre grain lui devient indispensable. S'il doit prendre des formes élancées et sveltes dans un pays qui le ferait lourd et empâté, c'est encore par le grain que sera neutralisée en lui l'influence du climat. Voyons donc la raison pour laquelle le cheval, simplement herbivore dans le plan de la nature, doit forcément devenir granivore dans la plupart des conditions de la domesticité.

Cette raison est simple et toute physiologique.

L'estomac du cheva est, comme on le sait, fort petit. Il ne peut, étant dilaté à l'extrême, contenir, sur un sujet de taille moyenne, que 15 à 16 litres, c'est-à-dire à peine le treizième de ce que contient l'estomac d'un bœuf, et encore ne doit il, pour bien fonctionner, jamais dépasser la moitié ou les deux tiers de sa capacité possible. Dès qu'il renferme au delà de 8 à 10 litres d'aliments il est surchargé ; son travail devient pénible et languissant.

Dans les circonstances ordinaires, le cheval qui ne fait rien s'entretient passablement avec du foin de bonne qualité, car son estomac peut en recevoir et en digérer une quantité suffisante. Mais une fois que l'animal vient à être soumis à un service qui exige une ration augmentée d'un tiers ou d'une moitié, le viscère n'est plus assez grand pour recevoir, et il n'a plus assez de force pour digérer cet excédant. Il faut alors, de toute nécessité, que le supplément soit donné sous un petit volume, avec une grande somme de matière nutritive.

En effet, si un cheval reçoit pour toute nourriture 10 kilogrammes de fourrage par jour, il met de 4 à 6 heures pour le manger et quelquefois plus, et il sécrète pour l'humecter 40 kilogrammes de salive. Le tout pesant 50 kilogrammes, représente généralement un volume à peu près de 55 décimètres cubes ou 55 litres. Or, en supposant que la dilatation de l'estomac se maintienne dans les limites physiologiques, l'organe aura de quoi se remplir cinq fois et demie, et cela dans l'espace de 6 heures, tout au plus.

Notre cheval, en prenant sa ration divisée en deux repas, trouve donc à chacun d'eux de quoi remplir à peu près trois fois son estomac. En 3 heures l'estomac reçoit trois fournées d'aliments, dont la première s'en va pour faire place à la seconde et celle-ci à la troisième. En 3 heures, deux de ces fournées passent dans l'intestin. L'une d'elles seulement a, pour y parvenir, tout le temps qui s'écoule entre les deux repas. Il est clair que dans de telles conditions le travail de l'estomac est déjà très-pénible, et assez imparfait en raison de la rapidité avec laquelle les aliments doivent sortir du viscère (1.)

Si maintenant ce cheval entièrement nourri de fourrage est soumis à un service quelconque qui exige que sa ration soit augmentée de 5 kilo-

---

(1) J'ai démontré expérimentalement dans mon *Traité de physiologie*, t. Ier, p. 593 à 598, cette brièveté du séjour des aliments dans l'estomac des solipèdes.

grammes, voici ce qui arrivera. D'une part, la durée des repas qui était en somme de 4 à 6 heures, sera de 6 à 9. D'autre part, la salive sécrétée dans la proportion de 40 kilogrammes le sera dans celle de 60 kilogrammes. Enfin, l'estomac, qui avait à se remplir six fois, devra le fa're neuf fois. De plus, le travail de l'intestin s'accroîtra dans le même rapport. On conçoit qu'ainsi la digestion deviendra très-pénible. L'animal, surchargé de lest, aura le ventre énorme, le diaphragme toujours refoulé du côté de la cavité abdominale; il sera mal disposé pour exécuter des efforts violents et peu apte à des mouvements rapides.

Mais les choses se passeront b'en différemment si, au lieu de donner la totalité de la ration en fourrages, nous en donnons la moitié en avoine. Par cette substitution nous réduirons considérablement la durée du repas, la somme de salive dépensée, le volume de la masse introduite dans l'appareil digestif; et les aliments pourront, en prolongeant leur séjour dans l'estomac, y éprouver une chymification plus complète.

En admettant donc que notre cheval reçoive, au lieu de 15 kilogrammes de fourrage, seulement 7,500 grammes de foin et en outre 3,500 d'avoine, destinés à remplacer le fourrage supprimé, la durée de ses repas sera abrégée d'environ 3 heures; ses glandes salivaires auront 26 kilogrammes de moins à fournir et son estomac trois fournées de moins à recevoir. Nous verrons plus tard les conséquences de ce triple bénéfice.

Pour bien saisir les différences qui doivent exister entre la digestion de l'avoine et celle du foin, quant à leur mode et à leurs résultats, il faut considérer chacune isolément dans toutes ses phases.

L'avoine et le foin, bien qu'ils aient une composition analogue, ne se digèrent point de la même manière. La première a besoin de faire un long séjour dans l'estomac, tandis que le second ne doit y passer qu'un temps très-court. Il y a à cela plusieurs raisons, dont les deux principales tiennent à la composition chimique et au volume de ces aliments.

Si nous supposons un cheval exclusivement nourri de foin à raison de 12 kilogrammes par jour, sa ration contiendra, d'après les analyses de M. Boussingault (1).

Sucre et fécule......................	5,328	grammes.
Graisse	456	—
Matières azotées	864	—
Ligneux et cellulose................	2,928	—
Sels........................	912	—
Eau	1,560	—
Somme.........	12,048	grammes.

(1) *Économie rurale*, t. II, 1851, p. 356 et suiv.

Le même animal qu'on nourrirait exclusivement à l'avoine devrait en recevoir 6,545 grammes (55 parties de ce grain représentant 100 parties de foin). Et ainsi sa ration contiendrait :

Sucre et fécule	4,025	grammes.
Graisse	360	—
Matières azotées	778	—
Ligneux et cellulose	268	—
Sels	255	—
Eau	906	—
SOMME	6,592	grammes.

Dans les deux cas, le cheval recevrait donc à peu près la même somme de principes nutritifs, cependant un peu plus par la ration de foin que par son équivalent d'avoine. Le foin lui offrirait en fécule 1,300 grammes, en graisse 96 grammes et en matière azotée 86 grammes de plus que l'avoine. Mais comme ces principes se séparent plus difficilement de la gangue inerte du foin que de celle du grain, on peut négliger la différence.

Les deux rations ainsi constituées, celle de foin, que nous avons supposée de 12 kilogrammes avec sa salive, pèsera 60 kilos et occupera un espace d'environ 75 décimètres cubes ou 75 litres ; elle pourra conséquemment remplir sept fois et demie l'estomac à 10 litres chacune. La ration d'avoine de 6,545 grammes pèsera seulement, avec sa salive, 13 kilogrammes et ne tiendra pas un espace de plus de 15 litres, ou une fois et demie de quoi remplir le réservoir gastrique. Il en résulte qu'un volume donné d'avoine pourra séjourner cinq fois autant dans l'estomac qu'un volume égal de foin.

Cette prolongation du séjour de l'avoine dans l'estomac est d'une grande utilité. La matière azotée, ou le gluten qu'elle contient dans la proportion de 11 pour 100, ne se dissout que par l'action du suc gastrique. Toutes les parties de ce principe précieux qui n'ont point été attaquées par le dissolvant échappent à l'absorption intestinale ; elles sont entièrement perdues. Or, comme la quantité de matière azotée dans l'estomac plein d'avoine est à peu près quatre à cinq fois plus grande que dans l'estomac plein de foin, il faut de deux choses l'une : ou que le viscère en un temps donné sécrète cinq fois autant de suc gastrique pour l'avoine que pour le foin, ou qu'il garde cinq fois plus le premier aliment que le second. Cette dernière condition est évidemment la seule possible, et nous avons vu qu'elle se réalise d'elle-même, puisque si l'avoine est prise en deux repas, l'estomac peut loger chacun d'eux sans même parvenir à une grande dilatation.

Cela est d'une importance capitale.

Pour bien se rendre compte de l'utilité du long séjour de l'avoine dans l'estomac, il faut se faire une idée exacte de la grande somme de matière nutritive, et notamment de matière azotée, que cet aliment contient. Or, dans les 6 kilogrammes 1/2 d'avoine que nous avons supposés remplacer 12 kilogrammes de foin, le cheval trouve : 1° 778 grammes de gluten qui représentent de la viande; 2° 4,000 grammes de fécule et de sucre représentant du pain; 3° 360 grammes de graisse et 255 grammes de sels. Le reste est du ligneux, de la cellulose et de l'eau.

Si, au lieu de considérer à l'état sec la viande et le pain que le cheval trouve dans l'avoine, nous nous les figurions tels qu'ils sont offerts à l'alimentation de l'homme, nous jugerions mieux encore de leur quantité réelle. Dans la viande fraîche, il y a seulement 23 pour 100 de matière sèche et dans le pain 50. Conséquemment, si la matière azotée et la fécule de l'avoine étaient hydratées comme dans la chair musculaire et dans le pain que nous mangeons, la ration de 6 kilogrammes 1/2 d'avoine donnerait :

> 1° — 3,400 grammes de viande,
> 2° — 8,000 grammes de pain,
> 3° — 360 grammes de graisse,
> 4° — 255 grammes de sels.

Il est évident qu'avec une si grande somme de matière nutritive la digestion de l'avoine ne peut s'opérer rapidement. Elle a deux phases bien distinctes, l'une gastrique, l'autre intestinale : pendant la première, c'est la viande qui se digère; pendant la seconde, c'est le pain.

Tout le monde sait très-bien aujourd'hui, Messieurs, que toutes les matières azotées sans distinction, celles des aliments végétaux comme celles des substances animales, se dissolvent par l'action du suc gastrique et par conséquent dans l'estomac seul. Les parties de ces matières qui échappent à l'action de ce liquide traversent en pure perte l'intestin et sont éliminées sous forme excrémentitielle. Aussi, chez les carnivores, la digestion gastrique est-elle extrêmement prolongée et acquiert-elle une grande prépondérance sur la digestion intestinale. Dès l'instant que l'herbivore prend une nourriture plus riche en matière azotée, sa digestion gastrique a besoin de se ralentir dans une certaine mesure. Comme l'estomac plein d'avoine contient quatre à cinq fois autant de viande et quatre à cinq fois autant de pain que l'estomac plein de foin, il faut que le travail de la chymification se prolonge beaucoup plus dans le premier que dans le second pour acquérir le même degré de perfection.

On voit donc déjà, d'après ce premier aperçu, que, dans l'alimentation du cheval, l'avoine a sur le foin plusieurs avantages marqués. Elle réduit des deux tiers ou des trois quarts la durée des repas; cela économise une masse énorme de salive, plus de 40 kilos, dans l'hypothèse où les rations équivalentes se substituent l'une à l'autre. Tenant peu de place, elle peut faire un long séjour dans l'estomac et permettre par là au suc gastrique de dissoudre totalement ses principes azotés. Ainsi l'animal a plus de temps pour se reposer ou pour travailler ; il a moins besoin de boire après le repas, car les glandes salivaires n'ont pas enlevé beaucoup d'eau à son sang ; l'appareil digestif, moins lesté, laisse au diaphragme une grande facilité de déplacement, et par suite au cœur et au poumon une grande liberté d'action ; l'animal est, en un mot, dans les meilleures conditions pour un exercice pénible et en particulier pour une course rapide. Aussi, à peine le repas est-il achevé, que le cheval qui a reçu de l'avoine prend une physionomie toute différente de celle du cheval qui a mangé du foin. Il part lestement, semble plus léger, plus souple, plus vif : il déploie plus d'énergie et surtout il va plus longtemps, car sa provision gastrique est quatre à cinq fois plus riche qu'elle ne le serait s'il eût pris un égal volume de fourrage. A ces premiers avantages il va s'en ajouter d'autres que nous reconnaîtrons en suivant l'avoine dans toute l'étendue de l'appareil digestif.

J'ai dit, il y a un instant, que le cheval qui recevrait 6 kilogr. 1/2 d'avoine pour toute ration, à la place de 12 kilogr. de foin, n'aurait, à chaque repas, que pour remplir une fois la capacité de son estomac. Il ne faudrait pas cependant en conclure que chez lui aucune fraction de cette avoine ne passera dans l'intestin avant la fin du repas. L'expérimentation démontre que de notables quantités d'aliments sortent du réservoir gastrique peu de temps après leur arrivée, et avant que l'organe ait acquis sa dilatation normale. Ces ondées qui sortent avant d'avoir été suffisamment chymifiées par le suc dissolvant sont en petit nombre ; elles entrent immédiatement dans l'intestin pour le tirer de son engourdissement, provoquer ses contractions péristaltiques, exciter ses sécrétions et mettre en jeu ses villosités. C'est une sorte d'avant-garde qui va donner l'éveil sur toute la ligne. La même chose se passe, du reste, chez tous les animaux. Dès que l'estomac reçoit des aliments, il en envoie sur-le-champ de petites portions dans l'intestin, notamment les plus fluides, lesquelles étant promptement absorbées par une immense surface non encore encombrée, donnent lieu à une excitation générale salutaire qui se reflète par sympathie sur tout l'organisme.

Le départ immédiat vers l'intestin d'une faible partie de l'avoine n'a donc rien de défavorable. Si les premières ondées n'ont pas leur gluten suffisamment imprégné de suc gastrique pour être totalement dissous, elles gagnent en revanche à être attaquées seules par des flots de bile, de suc pancréatique et de fluide intestinal que leur présence fait couler ; elles sont par conséquent mieux dépouillées de leur sucre, de leur fécule et de leur graisse par des absorbants avides qui n'ont pas encore tous de quoi s'occuper.

Une fois le repas achevé, rien ne sollicite plus le départ du chyme. L'es-

**

tomac n'est pas trop dilaté ; la pâte qu'il contient n'est pas trop ferme, elle
se ramollit et se délaye peu à peu pour passer ensuite lentement dans l'intestin, sans l'intervention d'un liquide étranger. Nous allons voir comment
elle se modifie par elle-même et par l'influence du suc gastrique.

L'avoine, qui est arrivée à l'estomac sous la forme d'une pâte ferme con-
tenant seulement un poids de salive égal au poids du grain, change rapidement d'aspect. Cette pâte se délaye comme dans un pétrin où l'on verserait
de l'eau ; les parcelles de grain se gonflent ; la farine se sépare de la masse,
tombe dans les parties déclives, vers la région pylorique, et en se mêlant
avec le liquide libre, elle passe à l'état de bouillie et d'émulsion que les contractions péristaltiques peuvent aisément pousser dans le duodénum. Le
ramollissement, la fluidification progressive de la pâte s'opère par la salive
nouvelle que les glandes continuent à verser après le repas, et par le suc
gastrique, dont la sécrétion devient extrêmement active. Ces deux sucs s'a-
joutent à l'avoine en telle abondance que, trois à quatre heures après le
repas, le grain est mêlé à deux ou trois équivalents de liquide, au lieu d'un
seul comme au début ; aussi l'animal peut-il parfaitement digérer sa ration
sans boire.

A ces changements de consistance de la pâte chymeuse, il s'en joint
d'autres moins saisissables. La pâte, qui contient beaucoup de gluten, entre
en fermentation sous l'influence de la chaleur du viscère ; elle dégage de
grandes masses d'acide carbonique qui sont à mesure chassées dans l'intestin. En même temps, le gluten se dissout en quantité considérable, comme
on peut le voir par l'examen chimique du liquide filtré ; puis le sucre dérivé
de la fécule s'ajoute à la dissolution. Ces trois phénomènes, sur lesquels je
ne m'arrêterai pas ici, peuvent être démontrés facilement. On juge de la
réalité de la fermentation en liant le pylore, pour empêcher les gaz de s'é-
chapper ; on trouve le gluten dissous en traitant le liquide par la chaleur et
les acides ; enfin, on reconnaît la présence du glycose à l'aide des liqueurs
cupro-potassiques.

Les choses ne se passent point de la même manière dans la digestion du
foin. Bien que celui-ci absorbe dans la bouche quatre fois son poids de salive,
il ne se délaye pas comme l'avoine. On le voit toujours sous l'aspect d'une
pulpe ferme ou d'un marc plus ou moins sec qui a besoin d'être délayé par
un liquide étranger : aussi le cheval doit-il presque toujours boire pour
bien digérer un repas de fourrage. Le foin n'appelle pas, comme l'avoine,
consécutivement à son arrivée dans l'estomac, ces flots si abondants de
salive et de suc gastrique, ou s'il les appelle, ceux-ci se répartissent sur
une masse trop considérable pour la bien délayer.

J'insiste, Messieurs, sur cette très-remarquable particularité de la digestion gastrique, qu'elle peut s'effectuer régulièrement sur l'avoine sans que

le cheval prenne de boisson après le repas. L'eau est, dans de certaines
limites, une cause de trouble du travail gastro-intestinal. En arrivant à l'estomac plein, après le repas, elle n'y trouve plus de place ; forcée de passer
immédiatement dans l'intestin grêle, elle y entraîne une notable quantité
d'aliments non chymifiés ; puis, pour parvenir au cœcum, qui est son bassin
de réserve, elle balaye les matières bien élaborées qui offraient leurs principes assimilables aux villosités. L'avoine qui, à cause de sa masse peu
considérable, se délaye suffisamment dans l'estomac, peut ainsi être digérée
sans son secours, à la condition toutefois que le cheval aura, après le pré-
cédent repas, ou avant le dernier, rassemblé dans le cœcum assez d'eau
pour réparer les pertes liquides épro ivées par le sang. Tout le monde sait,
du reste, que l'ingestion de l'eau après que les animaux viennent de
manger les débilite, les rend peu propres à un travail immédiat ou à une
course rapide, et qu'elle les prédispose aux coliques, aux indigestions.
M. Magne fait observer que les Arabes abreuvent alors leurs coursiers avec
une extrême réserve, surtout s'ils sont en voyage, pour éviter de les affai-
blir. En somme, la digestion est d'autant plus parfaite qu'elle s'opère sans
eau prise à la fin du repas, ou avec la plus petite quantité d'eau possible.
Et c'est parce que celle de l'avoine peut s'achever sans son secours, qu'elle
acquiert une perfection à laquelle la digestion du foin ne saurait atteindre.

S'il fallait de la connaissance de ces faits physiologiques déduire quelques
préceptes d'hygiène, je dirais : Ne donnons à boire à nos chevaux que dans
les intervalles des repas, longtemps même après ceux d'avoine, et ne leur
donnons jamais l'eau en grande quantité à la fois.

Suivons l'avoine au delà de l'estomac.

C'est déjà une bonne part de la digestion que celle qui s'accomplit dans
le réservoir gastrique, mais ce n'est ni la plus longue, ni la plus impor-
tante. Dans l'estomac se digère, ou si on aime mieux, se dissout la matière
azotée ou la viande de l'avoine, ni plus ni moins. Le sucre, la fécule, les
graisses n'y éprouvent aucune modification ; en outre, rien n'y est absorbé.
Le vaisseau reçoit l'aliment ; il le conserve un certain temps, en dissout
quelques principes, puis il le chasse dans l'intestin. Celui-ci a un double
rôle : il doit digérer ce qui n'est pas du ressort de l'estomac, c'est-à-dire le
pain dépouillé de son gluten, et, en même temps, absorber ce qui est assimilable ; ces deux attributions sont si vastes chez les solipèdes que la digestion intestinale y prend une prééminence manifeste sur la digestion sto-
macale.

L'intestin grêle et le cœcum forment donc ensemble le véritable estomac
qui digère tous les principes des aliments, à l'exception de la matière azotée ;
il les digère parfaitement à lui seul, au point que le cheval pourrait se passer
d'estomac si ses aliments étaient privés de matière protéique. Je n'ai pas

besoin de rappeler ici les agents qui y concourent. On sait, d'une part, que la fécule se convertit en dextrine et en glycose sous l'influence de la salive, du suc pancréatique et du suc intestinal; d'autre part, que la graisse est absorbée en nature sans subir préalablement de modifications essentielles.

Dans la ration d'avoine de 13 litres ou de 6,545 grammes que nous supposons donnée seule, au lieu de 12 kilogr. de foin, il y a, en somme, 5,163 grammes de substances organiques assimilables, dont les cinq sixièmes, ou 4,387 grammes, doivent être élaborés par l'intestin, et sur cette quantité il se trouve douze parties de fécule pour une partie de graisse. On conçoit donc que l'élaboration et l'absorption d'une si grande masse de matière assimilable mettent un temps assez long à s'effectuer.

La première condition à réaliser pour rendre le travail de l'intestin parfait, est la lenteur de l'arrivée des aliments et la longue durée de leur séjour dans cet organe. Sans elle les liquides versés sur eux n'ont pas le temps d'agir, et les vaisseaux absorbants ne saisissent qu'une faible partie de la matière nutritive; aussi suffit-il, dans maintes circonstances, soit chez l'homme, soit chez les animaux, d'une accélération des mouvements péristaltiques pour déterminer l'indigestion et la diarrhée.

On pressent, Messieurs, d'après ce qui a été dit plus haut, que la marche de l'avoine dans l'intestin grêle doit être très-lente. En effet, le cheval dont la ration journalière de ce grain serait de 6 kilogr. 1/2, n'aurait que pour remplir très–modérément son estomac une seule fois à chaque repas; l'estomac se débarrassant avec lenteur de son contenu, permettrait à l'intestin grêle d'en recevoir la totalité sans en être surchargé; chaque ondée de chyme serait bien arrosée par les différents liquides intestinaux et offrirait successivement des molécules nutritives à toutes les villosités.

Évidemment une telle lenteur dans la marche du contenu de l'intestin ne peut être obtenue chez l'animal nourri de fourrage. Comme, chez ce dernier, la quantité de foin prise à chaque repas suffit pour remplir trois fois l'estomac au lieu d'une, il faut que pendant le repas l'intestin reçoive déjà une masse d'aliments deux fois égale à celle qui est conservée dans le réservoir gastrique. Il en résulte que la marche du foin est très-précipitée dans l'intestin, surtout pendant la manducation.

Ce n'est pas seulement par le fait de sa lenteur que la digestion intestinale de l'avoine diffère de celle du foin; elle s'en distingue encore par l'abondance des sécrétions qu'elle provoque.

Si on ouvre l'intestin grêle des chevaux qui ont fait un repas d'avoine, on est étonné de la quantité de liquide qui délaye le chyme. Au bout de 3, 4, 5 heures au plus tard, sans que les animaux aient bu, la pâte est mêlée à 6, 8, 10 kilogr. de bile, de suc pancréatique et de fluide intestinal.

Jamais le foin, dans les mêmes conditions, ne s'y trouve à beaucoup près également délayé, parce qu'il ne provoque pas des sécrétions aussi abondantes que l'avoine, et surtout parce qu'il offre un volume très-supérieur au volume de cette dernière.

Il serait sans aucun doute très-intéressant de savoir à quoi l'avoine doit de produire sur les glandes salivaires, sur les glandules gastriques et les divers organes sécréteurs de l'intestin, cette vive stimulation qui fait verser des flots de salive, de sucs dissolvants. Sa saveur agréable, et le principe aromatique de son écorce sont probablement les principales causes d'une excitation si marquée que le foin ne détermine jamais avec une pareille intensité. On sait qu'il suffit d'une très-faible quantité de ces substances pour modifier les qualités sensibles des aliments; elles sont évidemment au nombre de celles dont il faut très-peu pour faire grand bien.

On comprend que l'avoine, lors même qu'elle ne surexciterait point les diverses sécrétions, serait toujours très-délayée ; sa masse étant très-petite relativement à celle des liquides intestinaux, elle forme avec eux une bouillie diffluente que l'on ne saurait comparer à la pâte épaisse de l'intestin plein de foin.

L'extrême dilution de l'avoine dans l'intestin grêle a deux résultats fort importants; d'une part elle permet une action très-complète des dissolvants sur les matières à dissoudre, et d'autre part elle rend la digestion possible sans que l'animal, comme je l'ai déjà dit, soit obligé de boire. L'eau prise en grande quantité pendant que l'intestin grêle est rempli, trouble encore plus profondément le travail de ce viscère qu'elle n'a troublé celui de l'estomac. Elle délaye outre mesure des matières déjà suffisamment délayées ; elle affaiblit l'activité des sucs dissolvants, et finalement entraîne avec trop de précipitation vers le cæcum de précieuses molécules nutritives.

Tout s'enchaîne dans la succession des différences que nous venons de reconnaître, et tout contribue à donner à la digestion de l'avoine une grande perfection. L'avoine que l'animal prend dans un repas peut, comme nous l'avons vu, en raison de son petit volume, se loger en totalité dans le réservoir gastrique sans trop le distendre; elle peut y séjourner fort longtemps et y subir une chymification complète. Sans liquide du dehors, elle s'y réduit en une bouillie diffluente qui passe peu à peu dans l'intestin. Une fois versée dans celui-ci, qu'elle ne surcharge point, elle en parcourt lentement le trajet. Les sucs qu'elle y fait affluer en abondance l'élaborent parfaitement, et les villosités, en raison de leur contact prolongé avec les principes assimilables, en recueillent la plus grande somme possible.

J'ai fait, encore tout récemment, des expériences qui démontrent combien les dernières phases de la digestion de cet aliment sont lentes. Au bout de dix à douze heures après le repas, j'ai trouvé encore beaucoup d'avoine dans le ventricule et dans le petit intestin, avoine dont une grande partie de la fécule attendait le moment de la dissolution. Cette lenteur nécessaire explique pourquoi le cheval arabe, lesté par quelques poignées d'orge, peut parcourir de si longs trajets sans perdre ses forces et sans éprouver trop impérieusement le besoin de manger. Le mince repas qu'il a pris le matin fournit pendant toute la journée à ses vaisseaux blancs un chyle réparateur dont j'indiquerai tout à l'heure les caractères exceptionnels. Cependant il y a quelques variantes à cet égard. Le cheval de trait à vaste estomac, à large intestin, habitué à vivre de fourrages grossiers, ne digère pas l'avoine avec toute la perfection désirable. Chez lui, le pylore continuellement en action, ouvre à la pâte précieuse un trop libre passage et la chasse trop rapidement dans le duodénum. Et puis, si, après l'avoine, on donne trop tôt du foin, celui-ci l'oblige à sortir avant le temps pour se faire place. Mais je n'ai pas à examiner cette circonstance, qui compliquerait mes explications actuelles ; je l'ai appréciée dans un autre travail sur les mélanges alimentaires, à la Société centrale d'agriculture.

Si nous suivons l'avoine au delà de l'intestin grêle, nous verrons encore qu'elle continue à s'y comporter autrement que le foin.

Dans le cæcum, elle arrive par petites ondées qui blanchissent le liquide ; elle s'y délaye bien plus encore que dans l'intestin grêle et prend une odeur butyrique due à l'altération des graisses qui ont échappé à l'absorption. Comme elle donne un marc peu volumineux, elle ne peut jamais causer dans cet organe d'obstructions analogues à celles qu'y détermine le foin ou la paille.

Dans le côlon replié ses résidus se condensent, tout en conservant l'aspect d'une pâte molle dont la fermentation ne s'arrête point. Ces résidus y tiennent peu de place et ne s'y rassemblent point en pelotes capables d'arrêter la marche des matières excrémentitielles ni de déterminer des coliques. Aussi est-il fort rare de voir la constipation opiniâtre, les pelotes stercorales, les obstructions plus ou moins étendues du gros intestin occasionnées par l'avoine. J'en appelle ici à l'autorité des cliniciens qui ont fait ou qui font encore des autopsies.

L'avoine a cependant, au point de vue des accidents qui peuvent résulter de son usage, ceci de particulier qu'elle entraîne la formation de dépôts de graviers et le développement d'égagropiles ou de calculs dans le gros intestin. Les dépôts de graviers se produisent à la courbure diaphragmatique chez les chevaux qui la mangent mélangée à des corps étrangers ou qui la prennent à terre ; les égagropiles se forment au même point par l'agglutination des poils soyeux cachés sous la glumellule qui enveloppe le grain ; enfin, les calculs prennent naissance aux dépens des se's calcaires et magnésiens qui ont échappé à l'absorption. Jamais on n'en trouve chez les chevaux exclusivement nourris au foin et à la paille (1).

Ce n'est pas assez, Messieurs, de considérer la digestion de l'avoine quant à son mode et à son mécanisme ; il faut l'envisager encore dans ses résultats immédiats et éloignés, car c'est en cela surtout qu'elle diffère de celle du foin.

Si, cinq à six heures après le repas, nous ouvrons comparativement deux chevaux ayant mangé, l'un du foin, l'autre de l'avoine, le système chylifère du premier contrastera de la manière la plus frappante avec le système chylifère du second.

Chez le cheval nourri de foin, les vaisseaux lactés se dessineront faiblement. Invisibles dans l'épaisseur des tuniques intestinales, ils se montreront dans le mésentère, au-dessous comme au-dessus des ganglions, sous l'aspect propre aux lymphatiques de toutes les parties du corps. Leur contenu jaune citrin, presque transparent, sera le chyle pauvre et séreux que rien ne distingue au premier abord de la lymphe ordinaire.

Au contraire, chez le cheval qui digère l'avoine, les chylifères se présentent sous le plus magnifique aspect. Le mésentère paraît tel qu'il est dans l'animal à la mamelle ou chez le chien après un bon repas de viande. Là, les lactés se dessinent même déjà sous la forme de canaux variqueux dans les parois de l'intestin et, à la loupe, on en voit les radicules sortir des villosités qui, elles aussi, sont turgides et pleines d'un fluide lactescent. Ces vaisseaux, sur toute la longueur du mésentère, sont distendus par un chyle blanc et opaque comme du lait crémeux. Les ganglions sont tuméfiés et tout blancs ; une piqûre ou une légère incision en fait sortir des flots de chyle ; les chylifères qui s'en échappent pour se rendre au réservoir sous-lombaire acquièrent les dimensions de gros tuyaux de plumes. La citerne est énorme ; on dirait qu'elle ait peine à recevoir le tribut des gros troncs flexueux qui l'entourent. Enfin, le canal thoracique, gonflé d'un bout à l'autre, verse son contenu en longues ondées qu'on peut suivre encore dans le sang de la veine cave. En un mot, chez ce cheval, l'appareil absorbant est transfiguré ; ce n'est plus celui d'un herbivore, mais celui d'un carnassier ; il contient un liquide dont l'aspect et tous les autres caractères physiques sont ceux du chyle du chien, et c'est bien de ce chyle si parfait qu'on peut dire avec Voltaire :

En longs ruisseaux de pourpre il court enfler les veines.

Il suffit d'avoir jeté un coup d'œil sur ce bel ensemble pour se convaincre

____

(1) Je n'ai pas à m'arrêter sur ce point. J'ai fait connaître, avec de longs détails, le siége et le mode de développement de ces concrétions dans mes deux mémoires sur les calculs et les maladies calculeuses, couronnés par la Société impériale centrale d'agriculture.

que l'avoine est un aliment incomparable qui diffère autant du foin que la viande diffère du pain. Aselli et les physiologistes qui montraient dans les écoles, avec une certaine solennité, le système chylifère en fonction, n'auraient pu trouver rien de mieux que celui du cheval digérant l'avoine.

La chylification a donc aussi, comme la digestion gastrique et la digestion intestinale, sa physionomie propre chez le solipède qui se nourrit d'avoine. Vous allez me demander ce que cela signifie.

On parle souvent du chyle pauvre, peu réparateur, et du bon chyle. L'esprit établit cette distinction d'après des vues théoriques très-justes et en l'absence de données chimiques : elle est parfaitement fondée.

Quiconque a comparé le contenu des vaisseaux lactés d'un animal nourri de paille avec celui des lactés d'un sujet nourri de bon foin ou d'avoine, y a découvert, du premier coup d'œil, des différences caractéristiques. Quiconque a vu couler par une fistule du canal thoracique d'un chien le chyle clair du début de la digestion, puis le chyle de plus en plus épais, blanc et opaque, que donne la digestion en devenant active, devine vite que ce produit est variable d'un moment à l'autre, et que ces variations sont en rapport avec la nature de ses facteurs. Il ne saurait en être autrement.

Les chimistes ne nous ont point encore appris en quoi consistent les différences que l'aspect du chyle indique ou fait soupçonner, mais ces différences sont énormes. J'ai recueilli du chyle qui tantôt était clair comme de l'eau, non coagulable, sans graisse, et avec de faibles traces de fibrine, — qui, d'autres fois, se coagulait vite et donnait un caillot ferme en raison de l'abondance de sa fibrine. J'en ai vu de très riche en albumine, en caséine, en sucre et enfin en graisse. S'il était possible de faire une échelle de ces variétés, on devrait mettre au sommet le chyle du chien nourri de viande et celui du cheval nourri d'avoine. Ce sont là les deux chyles par excellence.

J'insiste sur ce point, car il est capital. Ce qu'il y a d'important dans la digestion c'est le résultat, c'est le produit, et le produit de la digestion de l'avoine est le mieux approprié à la constitution de l'animal et aux services qu'on en exige. Nous avons vu que l'avoine est un excellent aliment, parce qu'elle est riche en matière azotée, et parce que, sous un petit volume, elle contient beaucoup de principes nutritifs. Or, le chyle qui en provient est excellent pour les mêmes raisons : il contient, sous un volume donné, la plus grande masse possible de substance organique.

S'il était nécessaire d'expliquer comment l'avoine donne un chyle d'une rare perfection, je dirais qu'elle est elle-même du chyle presque pur associé à une proportion insignifiante de matière inerte. En effet, dès qu'elle a été ramollie par la salive et exposée à l'action du suc gastrique, elle prend l'aspect d'une émulsion laiteuse qui ressemble beaucoup au contenu des va'sseaux lactés. Son gluten donne la fibrine, l'albumine et la caséine du chyle ; sa fécule devient sa dextrine et son sucre ; enfin sa graisse devient la sienne ; tout a passé de l'un dans l'autre avec de simples changements de forme plutôt que de composition. Le chyle est riche en matière fibrino-albumineuse, parce que le gluten est dans l'avoine en grande quantité ; — il est blanc et chargé de graisse, parce que la céréale en contient en forte proportion ; — il est très-sucré, parce que le sucre dérive de la fécule ; — enfin, il est très-chargé de fer, de sels calcaires et autres, car ils abondent surtout dans l'écorce de la céréale.

Mais enfin pourquoi importe-t-il tant au cheval, surtout s'il travaille, de fabriquer un pareil chyle ? C'est qu'en dernière analyse le chyle fait le sang ; c'est que, tout en sortant de l'intestin, il est déjà du sang auquel il ne manque que la couleur rouge.

Certainement, Messieurs, personne n'osera dire qu'il importe peu au sang d'avoir telles ou telles qualités, d'être plus ou moins riche en fibrine, en albumine, en globules, en fer et en sels. Or, il y a autant de variétés de sang qu'il y a de variétés de chyle ; je veux dire de variétés normales et physiologiques, car les autres sont en nombre infini. De même que nous avons vu un chyle aqueux, clair, sans principe coagulable, sans sucre, sans graisse, etc. ; de même aussi il y a du sang plus ou moins épais, plus ou moins fibrineux, plus ou moins riche en globules. Déjà le microscope et l'analyse chimique nous révèlent les différences les plus saillantes ; la vigueur, l'énergie, les prédispositions maladives nous font soupçonner le reste. Quand les chimistes le voudront, il leur sera facile de démontrer que le sang formé par le régime à l'avoine ne ressemble pas au sang dérivé du foin ou de la paille.

On s'étonne souvent que les animaux mal nourris, entretenus avec des fourrages grossiers, de l'herbe trop aqueuse, des pulpes, soient mous, lymphatiques ; qu'ils aient les tissus pâles et infiltrés, la peau épaisse, les poils longs : mais cela doit être. Avec une pareille alimentation ils font un chyle aqueux et débilitant, et avec ce chyle un sang pauvre en globules et peu excitant. La partie séreuse abonde ; elle déborde de toutes parts, infiltre les tissus, ramollit les fibres, rend toutes les actions moléculaires languissantes.

Voyez, au contraire, l'animal nourri par cet aliment substantiel et façonné de longue date sous son influence : quelle énergie, quelle vivacité, quelle force de résistance il déploie ! C'est un animal tout différent des premiers, et il en diffère depuis la corne de ses sabots, depuis les poils qui recouvrent son corps jusqu'à la moelle de ses os. Ouvrez ses vaisseaux : son sang est plus riche en fibrine, plus chargé de globules, et il est en plus grande quantité. J'ai trouvé, à cet égard, des différences énormes entre les chevaux communs et ceux qu'on appelle avec juste raison des chevaux de sang. Ses muscles sont plus fermes, plus rouges ; leur atmosphère celluleuse est plus sèche et plus condensée ; ils sont plus excitables ; leur contractilité est plus énergique et plus persistante, même sur le cadavre. Ses tendons sont secs ; ses glandes lymphatiques petites et denses ; son cœur a des parois épaisses ; ses vésicules adipeuses sont pleines de graisse pure ; ses os eux-mêmes sont plus durs, plus pesants quoique avec de moindres dimensions. Chez cet animal à part, l'avoine a imprimé sa trace partout ; elle circule avec le sang, elle est condensée dans les tissus. Il est tout avoine, en un mot, comme le lièvre de montagne est tout pétri de plantes aromatiques, le lapin de choux et de laitue, le mouton cachectique d'herbes de marais, de miasmes et d'effluves. Cela doit être. La substance de l'animal, sous toutes ses formes, dérive de l'aliment et en reflète les qualités. On peut dire, sans hyperbole : tel aliment, tel chyle, tel sang, et ainsi du reste.

Comment pourrait-il en être autrement ? Quand, par exemple, on donne à un animal de l'iode à l'état de combinaison soluble, l'iode pris par les chylifères et par les veines se répand dans le sang et avec lui dans toutes les parties de l'économie. Il s'épanche avec le plasma qui baigne toutes les particules solides. On le retrouve au sein de la peau, du tissu cellulaire, du muscle, du tendon, aussi bien que dans la substance du cerveau et dans la fibre du nerf. Si on donne de la garance, elle va teindre tous les tissus, les os eux-mêmes et jusqu'à l'émail des dents. Eh bien ! si des substances étrangères, dont l'économie doit se débarrasser au plus vite, vont si loin et si profondément, faut-il s'étonner que ce qui entre avec les aliments, et qui doit faire partie de la constitution des organes, parvienne jusqu'à la dernière cellule, jusqu'à la dernière fibre de l'animal ?

Et, au reste, qui sait, Messieurs, pour le dire en passant, si avec les aliments ne pénètrent pas d'une manière analogue les germes de tant de maladies dont les causes nous échappent aujourd'hui ? Est-ce que, à certaines époques de l'année, l'alimentation la plus riche et la plus saine en apparence ne détermine pas cette variété de charbon qu'on appelle le sang de rate ? Pourquoi, peu après leur récolte, les fourrages nouveaux donnent-ils aux solipèdes le vertige abdominal ? Et en hiver, comment une pauvre nourriture engendre-t-elle la vermine et tant de maladies de la peau ? Déjà nous savons que des œufs microscopiques, apportés dans le tube intestinal avec le foin, y donnent tous les jours naissance à des myriades d'infusoires fort rapprochés de ceux qui vivent dans les eaux croupissantes. Il est presque démontré que les douves hépatiques de nos moutons viennent d'une larve ciliée qui vit d'abord dans l'eau douce. Naguère je vous parlais de ce ver si curieux qui de la bête ovine passe au chien, pour revenir au ruminant par des œufs pondus sur l'herbe. D'un autre côté, voilà qu'un observateur de premier ordre montre que la levûre de bière, à laquelle on attribuait une simple action chimique, doit la propriété de déterminer la fermentation à des spores de cryptogames. Sur des cygnes de la Nouvelle-Hollande, morts d'une affection inconnue, on vient de trouver une superbe végétation cryptogamique à la surface de la fine membrane des sacs aériens du thorax et de l'abdomen. Tout cela donne à réfléchir. Il se pourrait bien que les idées, en apparence si excentriques, d'un de nos collègues de province fussent ainsi confirmées quelque jour par des observations inattendues.

Mais, Messieurs, je ne veux pas aller plus loin, et peut-être ai-je déjà dépassé les limites. J'ai cherché, par ce coup d'œil rapide, à vous faire entrevoir comment des différences légères dans la composition et dans les propriétés d'un aliment peuvent déterminer tant de modifications matérielles ou fonctionnelles au sein de l'économie.

En résumé, il ressort de l'ensemble de ma dissertation que le cheval herbivore, dans le plan primitif de la nature, devient forcément et en grande partie granivore dès qu'il est soumis à un travail un peu pénible; l'avoine doit alors entrer pour une grande part dans sa ration. C'est un aliment riche en matière nutritive, léger et d'une digestion facile; c'est pour lui l'aliment par excellence qui contient la viande, le pain, la graisse et les sels dans les plus heureuses proportions. La grande quantité de matière azotée qui s'y trouve la rend éminemment propre à développer chez les jeunes animaux le système musculaire, et chez les animaux de travail, à réparer les pertes que la contraction détermine d'une manière incessante. Elle a ce qu'il faut pour bien nourrir sans trop engraisser, pour exciter sans échauffer. C'est par elle que le cheval arrive à la perfection des formes; c'est d'elle qu'il tire la plus grande somme possible de force et d'ardeur; c'est à elle enfin qu'il emprunte le fonds, la vitesse et la durée des services.

La question que je viens de traiter sommairement devant vous est une de celles dont beaucoup de gens croiraient inutile de s'occuper. Il en est mille de ce genre qui mériteraient de sérieuses études et qui prépareraient de solides bases à la science des animaux; mais on aime mieux les considérer comme des futilités et faire de la zootechnie avec de la fumée. C'est, du reste, un rôle commode qui n'exige ni connaissance profonde de l'organisme, ni combinaisons intellectuelles de grande portée. Le premier coureur venu, pourvu qu'il ait de l'aplomb, peut l'apprendre à merveille et du soir au matin.

17934   PARIS. — Typographie de RENOU et MAULDE, rue de Rivoli, 144.

UN TRAIT D'HELVÉTIUS,

COMÉDIE

EN UN ACTE,

MÊLÉE DE VAUDEVILLES.

Par les Citoyens HECTOR-CHAUSSIER,
CHATEAUVIEUX et BONEL.

*Représentée sur le Théâtre de Molière
le 12 Vendémiaire an IX.*

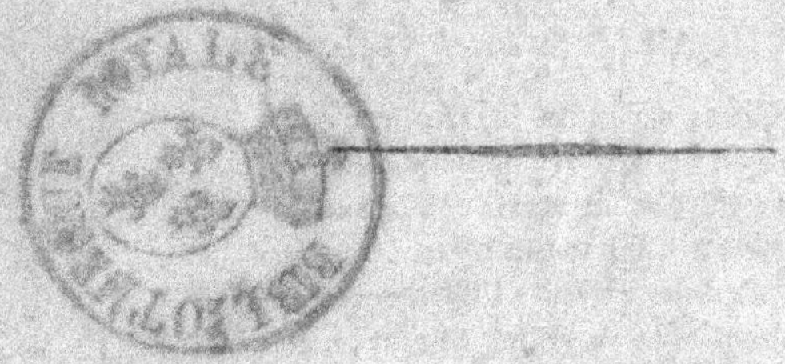

DE L'IMPRIMERIE D'EGRON, RUE DES NOYERS, Nº. 24.

A PARIS,

Chez R o u x, Libraire, Palais du Tribunat, Galerie
du Théâtre Français.

AN IX. — 1800.

PERSONNAGES.

HELVETIUS.	Cit. DUCAIRE.
Mad. HELVETIUS.	Mlle KINTER.
GEORGETTE.	Mlle JOLI.
DUTERTRE, intendant d'Helvétius.	Cit. BUSSY,
PAULIN.	Cit. DELORGE.

COUPLET D'ANNONCE.

Air de la Piété filiale.

Helvétius, qu'on va juger,
Porte un nom si recommandable,
Qu'en le peignant on serait condamnable
De se permettre ici le ton léger.
N'osant donc retracer l'image
De l'esprit de ce grand Auteur,
Nous avons pris l'histoire de son cœur
Pour vous en offrir une page.

UN·TRAIT D'HELVÉTIUS,
COMÉDIE.

*Le Théâtre représente l'extrémité d'un parc;
en avant, est un pavillon dans lequel on
voit Helvétius occupé à écrire; de l'autre
côté est une chaumiere.*

SCÈNE PREMIÈRE.
GEORGETTE, PAULIN.

GEORGETTE.

Oui, mon cher Paulin, tu as tort, mille fois tort.

PAULIN.

Mais je ne conçois pas.....

GEORGETTE.

Comment! malgré les ordres de M. Helvétius, tu t'ex-
poses à chasser sur ses terres; je ne le souffrirai pas.

PAULIN.

Mais songe donc que c'est demain nos fiançailles, que
demain je r'cevons tous nos parens, qu'un peu de gibier
ne serait pas de trop dans c'te fête. Je prendrai toutes les

précautions possibles pour n'être point aperçu ; et puis d'ailleurs il est si bon !

1. Air *de M. Guillaume.*

On dit qu'il a beaucoup d'esprit ,
Nous, j'connoissons sa bienfaisance ;
Si l'on admire c'qu'il écrit ,
C'est q'dans son cœur il prend sa science :
Chez nous, par ses soins généreux ,
On ne connoît plus la misère ;
Il ferait encor des heureux ,
S'il en avoit encore à faire.

GEORGETTE.

Je savons ben tout ça, mais je savons ben aussi qu'il est très-sévère pour la chasse ; d'ailleurs, son intendant serait enchanté s'il trouvait l'occasion de se venger de toi.

PAULIN.

Comment de se venger ?

GEORGETTE.

Et oui ; tu sais qu'il m'aime ; il ne te pardonnera jamais d'avoir obtenu la préférence : ah ! mais c'est qu'il est amoureux !.......

PAULIN.

2. Air : *Aimé de la belle Ninon.*

Je redoutons peu dans ce jour
Que tu répond' à sa tendresse ;
J'connoissons assez ton amour
Pour ne pas craindre c'te faiblesse ;
De lui je ne suis point jaloux ,
J'suis sûr que tu m'seras fidele ;

Car on n'voit jamais les hiboux
S'unir avec la tourterelle.

Je vais partir ; ne crains rien, ma bonne amie, je serai bientôt de retour.

GEORGETTE.

Va , puisque tu le veux ; mais surtout prends garde à toi.

PAULIN.

Sois tranquille ; en cas de surprise, j'ai de bonnes jambes.

SCÈNE II.

GEORGETTE, *seule*.

Je n'serons pas tranquille qu'il n'soit de r'tour ; car ce monsieur Dutertre est un si méchant homme !

5. Air : *Vaudeville de Monet*.

Nous , habitans du village ,
J'blâmons son air important ;
Les brav' gens il les outrage,
Il repousse l'indigent ;
    Arrogant ,
    Insolent ,
Oubliant ce qu'il doit être ,
Il prétend trancher du maître :
Enfin c'est un intendant.

Mais je l'aperçois : sortons.

SCENE III.

DUTERTRE, GEORGETTE.

DUTERTRE.

Eh ! c'est la belle Georgette !

GEORGETTE.

Vous êtes bien bon ; mais permettez.....

DUTERTRE.

Comment ! me quitter déjà, petite friponne, quand vous connoissez mon amour ?

GEORGETTE.

Je vous l'ons déjà dit, monsieur ; je n'entendons rien à tout ce doux langage-là : d'ailleurs, j'n'osons pas prétendre à devenir la femme d'un intendant.

DUTERTRE.

4. Air : *J'ai vu partout dans mes voyages.*

Alors que vous rendant les armes,
Mon cœur brûle d'un feu constant,
Que ne puis-je de tous vos charmes
Devenir l'heureux intendant !
Dans le domaine de Cythère
Mes droits seraient-ils contestés ?
Toujours l'intendant d'une terre
Doit en connaître les beautés.   *Bis.*

GEORGETTE.

Demain j'd'venons l'épouse d'un autre ; ainsi je ne pouvons vous écouter plus long-temps.

DUTERTRE.

Mais voyez donc ce que vous refusez ; honorée, respectée de tout le monde, petite ingrate ! vous seriez aussi heureuse que la dame du lieu.

GEORGETTE.

Que madame Helvétius !

5. Air, *Femmes, voulez-vous éprouver.*

Simple et modeste en mes désirs,
Que me manque-t'il au village ?
A bien fair' j'bornons nos plaisirs
Pour l'bonheur faut-il davantage ?
Des biens dont le Ciel protecteur
D'ces lieux a comblé la maîtresse,
Je ne voudrions que son cœur,
J'aurions sa plus grande richesse.

DUTERTRE.

Ces sentimens-là sont fort beaux ; mais ils ne valent pas le sort que vous refusez. Permettez au moins qu'un baiser......

HELVETIUS, *ouvrant la fenêtre.*

Comme cette matinée est belle ! jamais je ne travaillai avec autant de facilité. Cette solitude.....

GEORGETTE.

Finissez donc.....

HELVETIUS.

Mes ennemis n'ont jamais connu ce plaisir!

DUTERTRE.

Mais encore.....

GEORGETTE.

Encore un coup finissez; et ne me forcez pas à troubler ce bon monsieur Helvétius que je venons d'entendre. Sans doute qu'il travaille.

6.   Air : *La foi que vous m'avez promise.*

Quand il trace avec énergie
D'la vertu les charmans tableaux,
De cet Ecrivain de génie
Gardons-nous d'troubler les travaux ;
Par le cœur sa plume guidée
Ecrit pour la postérité,
Et qui lui fait perdre une idée
Fait un vol à l'humanité.

DUTERTRE.

Vous avez raison, mais encore....

(*On entend un coup de fusil.*)

Hein ! eh mais c'est un coup de fusil, je crois : encore quelques braconniers !

GEORGETTE, *à part.*

C'est Paulin sans doute. Quelle imprudence !

DUTERTRE.

Je vais courir au château pour qu'on se mette à la poursuite du téméraire.

GEORGETTE.

(*A part.*) Grand Dieu ! si je pouvais le retenir. (*Haut.*)

Vous êtes galant ! st'empressement à me quitter n'prouve
pas que votre amour soit bien vif.

DUTERTRE.

Pardonnez-moi ; mais je dois..... (*On entend un second
coup de fusil.*) Oh ! pour celui-là c'en est trop, et je vais
donner des ordres.   (*Il sort.*)

HELVETIUS.

Je ne m'étais point trompé, ce sont des coups de fusil.

GEORGETTE.

J'entends quelqu'un ; sortons, de peur que not' émotion
ne nous trahisse.

(Elle rentre dans la cabane)

SCENE IV.

HELVETIUS, *sortant du pavillon.*

QUELLE audace ! venir chasser jusque sous les murs
du château, malgré mes ordres et mes défenses réitérées.....
Malheur au coupable ! s'il est arrêté, je le punirai sévè-
rement..... Mais que dis-je ?

7. Air *Vaudeville d'Angélique et Melcourt.*

Ah ! c'est peut-être un malheureux
Qui, languissant dans l'indigence,
Brave mes ordres rigoureux
Pour assurer sa subsistance.
Par fraude il vient de la saisir ;
J'excuse son audace extrême,

Quoiqu'il m'enlève le plaisir
De la lui donner moi-même.

Cependant trop d'indulgence dégénérerait en abus :
voyons.

SCÈNE V.

M. et Mad. HELVETIUS.

Mad. HELVETIUS.

Ah ! monsieur, je vous cherchais. Mais qu'avez-vous
donc ?

HELVETIUS.

Rien. Quelques coups de fusil que j'ai entendu dans
la plaine ; et j'allais.....

Mad. HELVETIUS.

J'ai quelque chose de plus intéressant à vous commu-
niquer. Je viens de recevoir des lettres de Paris ; il y en
a une pour vous de Marivaux, et une autre de Saurin ;
les voici.

HELVETIUS.

Encore quelques nouveaux détails sans doute sur mes
ennemis.

Mad. HELVETIUS.

8. Air : *Lorque vous verrez un amant.*

Marivaux, en vous écrivant,
De son bon cœur donne une preuve.

HELVETIUS.

Son cœur, son esprit, son talent,
Se reconnaissent à *l'Epreuve* ;
On ne peut juger Marivaux
Sur de trompeuses apparences,
Car il ne fut jamais moins faux
Que dans ses *Fausses confidences.*

Mad. HELVETIUS.

9. *Vaudeville de Champagnac.*

Pour moi, je ne m'étonne plus
Qu'à vous servir Saurin s'engage;
Dans l'homme qui fit *Spartacus*
On doit rencontrer du courage.

HELVETIUS.

Quand par des juges dans l'erreur
Mon œuvre allait être flétrie,
S'il m'eût envoyé son *Joueur*,
Il m'eût fait gagner ma partie.

Mad. HELVETIUS.

Tous deux vous sont singulièrement attachés, et vos bienfaits.....

HELVETIUS.

N'en parlez pas, madame; l'homme riche est trop heureux quand il peut soulager ses amis.

10. Air : *Vaudeville d'Abazar.*

On sait qu'en butte trop souvent
Au malheur, à la médisance,
Le vrai mérite et le talent
Sont accablés par l'indigence.

Si la misère de lambeaux
Ne couvre l'homme de génie,
Chaque jour en mille morceaux
Il est déchiré par l'envie.   *Bis.*

Mad. HELVÉTIUS.

Partagez donc mon impatience, lisez ces lettres ; peut-
être vont-elles vous apprendre la fin de la proscription
de votre livre de l'*Esprit*.

HELVÉTIUS.

Pouvez-vous l'espérer ?

11.   Air de la Clef forée.

Vous savez que dernièrement
On m'a fait un sanglant outrage ;
Vous savez que le parlement
A fait défendre mon ouvrage.

Mad. HELVÉTIUS.

Le sort de ce brillant écrit,
Mon ami, doit-il vous surprendre ?
Vos juges, proscrivant l'*Esprit*,
Vous ont jugé sans vous entendre.

HELVÉTIUS, *ayant lu pendant les quatre derniers vers.*

En effet, on m'écrit que la haine de mes ennemis s'affaiblit un peu ; on ne me reproche plus que d'être l'ami
de Voltaire : ce reproche m'honore.

12.   Air du *Panorama.*

Oui, je suis l'ami de Voltaire,
Je m'en fais gloire assurément ;
Ce philosophe a su me plaire
Par son esprit, son enjoûment :

En vain contre lui la satire
Dirige ses traits maintenant,
La plume qui traça Zaïre
N'est pas la plume d'un méchant.

Mad. HELVETIUS.

Voici Dutertre ; il paraît bien animé.

SCÈNE VI.

Les précédens, DUTERTRE.

DUTERTRE.

Ah ! monsieur, je vous trouve bien à propos : il est pris.

M. et Mad. HELVETIUS.

Qui donc ?

DUTERTRE.

L'audacieux qui, au mépris de vos ordres et des miens, s'est permis de chasser jusque sous les murs du château.

HELVETIUS.

Eh bien !

DUTERTRE.

Pris en flagrant délit ! je viens de faire conduire Paulin en prison.

Mad. HELVETIUS.

Paulin ?

DUTERTRE.

Oui, madame, Paulin, celui qui habite cette cabane ; et il ne sortira de prison que quand il aura payé l'amende de douze cents livres, à laquelle la loi le condamne. (*A part.*) Ah ! monsieur Paulin, vous vous avisez d'être mon rival !

Mad. HELVETIUS.

Douze cents francs ! Mais où les prendra-t-il ?

HELVETIUS.

Monsieur Dutertre, vous avez été un peu vite dans cette affaire.

DUTERTRE.

Monsieur, mon zèle......

Mad. HELVETIUS.

Vous égare ; il serait bien plus beau de l'employer à défendre les malheureux.

13. Air : *J'ai vu partout dans mes voyages.*

Sur chaque fleur, sur chaque plante,
On voit l'habile jardinier
Répandre l'onde bienfaisante
Qui sert à la fortifier :
Mais si la plante un peu rebelle
Vers la terre veut se courber,
Loin de prendre la faux cruelle,
Sa main l'empêche de tomber.　　*Bis.*

HELVETIUS.

Vous avez raison, ma bonne amie ; mais Paulin est coupable, il doit être puni. Où en serions-nous, grand Dieu ! si les lois n'étaient point respectées ?

14. Air *de Claudine*.

Bravant ainsi ma défense,
Dans son coupable transport,
Sans regarder qu'il m'offense,
A lui-même il se fait tort :
Sur son bien peut-il s'attendre
Que la loi veille pour lui ?
On doit, avant d'y prétendre,
Respecter le bien d'autrui.

Mad. HELVETIUS.

(*A part.*) Il serait inutile de le contrarier ; je sais ce que je dois faire. (*Haut.*) J'ai quelques ordres à donner au château, je vous quitte.

HELVETIUS.

Je vous rejoins dans peu d'instans.

DUTERTRE.

Madame ne veut pas que je l'accompagne ?

Mad. HELVETIUS.

Je vous remercie.

SCÈNE VII.

HELVETIUS, DUTERTRE.

DUTERTRE.

En bien ! monsieur, voilà le prix de vos bontés.

15. Air : *Il faut quitter ce que j'adore.*

Je vous vois en mainte occurrence
Obliger mille infortunés,

Ils sont tous sans reconnaissance
Des secours que vous leur donnez;
De ces gens telle est l'habitude......

HELVETIUS.

Ah! j'ai le plaisir enchanteur
D'oublier leur ingratitude,
En jouissant de leur bonheur.

Vous dites donc que Paulin est en prison?

DUTERTRE.

Oui, monsieur.

HELVETIUS.

Bon ! j'ai sur lui certain projet : attendez-moi dans ces lieux; j'aurai besoin de vous; je reviens dans un instant.

DUTERTRE.

Quoi! vous voudriez......

HELVETIUS.

Le punir.

DUTERTRE.

En ce cas, je vous attends.

SCÈNE VIII.

DUTERTRE, seul.

Bon, tout va bien. ... Georgette, mademoiselle Georgette, vous me paierez vos dédains.

16. Air : *Consolez-vous avec les autres.*

Voilà mon rival en prison,
C'est mon bonheur que sa détresse,

Il faut saisir l'occasion
Pour m'emparer de sa maîtresse.
Souvent on voit des gens d'honneur,
Qui, sous l'air des meilleurs apôtres,
N'établissent tout leur bonheur
Que sur l'infortune des autres.

Si Paulin n'eût pas été arrêté, il serait venu se jeter aux genoux de monsieur Helvétius, il l'aurait séduit, monsieur aurait pardonné ; c'eût été un article de plus pour son poëme *du Bonheur.* Son poëme *du Bonheur!* quelle chimère !....

17. *Air nouveau.*

Dans les séduisantes couleurs
Dont ce riant tableau se pare,
Peut-être Helvétius s'égare ;
Car le génie a ses erreurs :
Du bonheur que chante sa lyre,
Verrons-nous la réalité ?....
Je crains qu'il ne fasse qu'écrire
Le roman de l'humanité.

Au surplus, moi je crois l'entrevoir, ce bonheur. Paulin ruiné n'épousera point Georgette. Mais voici déjà monsieur ; il n'a pas été long-temps.

SCÈNE IX.

HELVETIUS, DUTERTRE.

HELVETIUS.

Dutertre, allez trouver Paulin.

DUTERTRE.

Oui, monsieur,

HELVÉTIUS.

Douze cents francs le retiennent en prison ; portéz-lui cette somme, et qu'il soit libre sur-le-champ.

DUTERTRE.

Comment vous voulez ?.....

HELVÉTIUS.

En hésitant à secourir Paulin, vous me feriez douter de votre sensibilité.

DUTERTRE.

Mais j'observerai à monsieur.....

HELVÉTIUS.

Doucement ! doucement !....

18.   Air *Vaudeville d'Honorine.*

On vous accorde, avec justice,
Des connoissances, de l'esprit ;
Mais sur le bord du précipice,
Ce dernier souvent nous conduit.
Il faut que toujours il s'accorde
Avec le cœur et la raison ;
Car l'esprit est comme une corde
Qui ne frémit qu'à l'unisson.

DUTERTRE.

Rien de plus vrai ; mais il est des circonstances.....

HELVÉTIUS.

Ne perdez pas un temps précieux ; songez que Paulin est dans l'inquiétude.

19. Air : *Oh ! oui, l'homme le plus parfait.*

Voici l'argent qu'il faut porter,
Courez au greffe en diligence ;
Vous ne sauriez trop vous hâter
Pour obtenir sa délivrance.
Si du sort nous sommes contens,
Chaque heure nous semble trop prompte ;
Mais c'est un siècle de tourmens,
Quand c'est le malheur qui les compte.

DUTERTRE.

Comment, monsieur, c'est ainsi que vous voulez punir Paulin ?

HELVETIUS.

Je sais que la loi me dit, ainsi que vous, de le punir ; mais mon cœur me dit de lui pardonner.

DUTERTRE.

Certainement vous avez bien raison. (*A part.*) J'enrage.

HELVETIUS.

Qu'il ignore que c'est à moi qu'il doit sa délivrance ; qu'il vous attribue ce bienfait.

DUTERTRE.

Vous voulez sans doute plaisanter.

HELVETIUS.

20. Air : *Le plaisir qu'on goûte en famille.*

Je veux qu'on garde le secret
Sur tout le bien que je puis faire,
Que toujours le moindre bienfait
Après ma mort soit un mystère.

B

DUTERTRE.

En vain votre bon cœur prétend
Faire le bien dans le silence ;
N'êtes-vous pas, à chaque instant,
Trahi par votre bienfaisance ?

HELVETIUS.

Faites ce que je vous dis ; cela ne peut pas vous nuire dans ce village.

DUTERTRE.

J'exécuterai vos ordres.

(*M. Helvétius sort.*)

SCÈNE X.

DUTERTRE, *seul.*

QUEL homme !.... on n'en voit pas beaucoup comme celui-là. Me voilà chargé du bonheur de mon rival..... La commission est belle !... Mais un moment ; un homme adroit sait tirer parti des circonstances ; eh ! oui.

21. Air *Vaudeville du chat perdu.*

Ce beau trait va me faire honneur,
J'en ai besoin.... car au village
On sait bien qu'aider le malheur,
D'un intendant n'est pas l'usage :
N'importe.... imitons aujourd'hui,
Puisque les momens sont propices,
Tous ceux qui des vertus d'autrui
Couvrent adroitement leurs vices.

Georgette sera trop heureuse de m'accorder sa main pour sauver le coupable : excellente idée !... Parbleu ! je l'aperçois ; bon ! agissons adroitement.

SCENE XI.

DUTERTRE, GEORGETTE.

(*Georgette apercevant Dutertre, veut se retirer.*)

DUTERTRE, *l'arrêtant.*

Comment ! vous me fuyez ! quelle en peut être la cause ?

GEORGETTE, *avec le ton du reproche.*

Pouvez-vous le demander ?

DUTERTRE.

Ah ! j'entends ; vous m'en voulez d'avoir fait arrêter Paulin : songez donc que mon devoir, mon état, tout me forçait à le faire ; mais je veux le sauver.

GEORGETTE.

Vous, monsieur Dutertre ? Ah ! parlez ; comment ?

DUTERTRE.

Cela dépend d'un mot de votre belle bouche.

GEORGETTE.

De moi ?

DUTERTRE.

De vous. Consentez à devenir ma femme, et je vais à l'instant vous donner les douze cents livres qui retiennent Paulin en prison.

GEORGETTE.

Mon amour me le défend.

DUTERTRE.

Folie que tout cela, folie.

22. Air : *Quel est l'homme le plus aimable.*

Vous oublirez votre tendresse.

GEORGETTE.

Ça n'se peut pas.

DUTERTRE.

Vous répondrez à mon ivresse.

GEORGETTE.

Ça n'se peut pas.

DUTERTRE.

J'aurai cette main si gentille.

GEORGETTE.

Ça n'se peut pas.

DUTERTRE.

L'amour doublera la famille.

GEORGETTE

Ça n'se peut pas.

DUTERTRE.

En ce cas, Paulin restera en prison. Mais qu'est-ce que j'entends? Est-ce que je rêve? C'est lui.

GEORGETTE.

Qui donc?

DUTERTRE.

Paulin.

GEORGETTE.

Ciel!

SCÈNE XII.

Les précédens, PAULIN.

PAULIN, *prenant Georgette dans ses bras.*

MA chère Georgette!

DUTERTRE, *à part.*

Qu'est-ce que cela veut dire?

GEORGETTE.

Quoi! mon ami, tu nous es rendu! par quel prodige?

PAULIN.

Par les secours d'une main généreuse, qui après avoir payé l'amende à laquelle j'étais condamné, s'est dérobée à ma reconnaissance,

DUTERTRE, *à part.*

Il ignore la main qui l'a secouru. (*Haut.*) L'homme bienfaisant ne veut jamais être connu.

PAULIN.

Il a tort, monsieur; ils sont si rares aujourd'hui qu'ils ne devraient pas se cacher.

23. *Il faut des époux assortis.*

Ah! quel supplice pour un cœur
Qui sent alléger sa souffrance,
De n'pouvoir à son bienfaiteur
Prouver sa viv' reconnaissance!
Plus heureuse, dans un jardin,
Matin et soir, naissante rose,
Peut du moins entr'ouvrir son sein
Au bon jardinier qui l'arrose.

DUTERTRE.

Mon cher Paulin, j'ai été sévère envers vous. L'exemple.... les lois....

GEORGETTE, *à part.*

Oh! le vilain hypocrite!

DUTERTRE.

Tout l'exigeait, dans un moment surtout où mes efforts sont inutiles pour empêcher les braconniers. Il y en a de toute espèce.

24. Air: *Toujours debout, toujours en route.*

Ici chacun braconne ou chasse:
Que de braconniers au Parnasse,
A l'affut prennent l'à-propos!

Que de braconniers dramatiques!
Que de braconniers politiques!
Au gluau, l'un prend les bons mots,
Au piége l'autre prend les sots.
On voit braconner en sciences,
On voit braconner en finances.
La coquette chasse au filet,
Mari jaloux chasse au furet:
Sur les terres de l'Hymenée
L'Amour braconne à la journée.
Le matin, on chasse au miroir
Ce qu'aux toiles on prend le soir.
Sur les acheteurs, en battue,
Bien des marchands tirent à vue.
L'intrigant, toujours en arrêt,
Prend l'honnête homme au trébuchet.
Connaissant bien le point de mire,
C'est au vol que le fripon tire.
Comment empêcher de chasser
Tant de gens qui sont à chasser (1)?

Mais ne parlons plus de tout cela. Quelle amie vous avez, Paulin! comme elle vous est fidelle! En vain tout à l'heure, sachant votre délivrance, j'ai voulu l'éprouver.

GEORGETTE.

Comment! vous saviez?....

DUTERTRE, *à part.*

Je perdrai la femme, mais au moins j'aurai l'argent. (*Haut.*) Sans doute, puisque c'est moi.

(*M. et Mad. Helvétius paraissent.*)

---

(1) Ce couplet a été supprimé à la représentation; mais on l'imprime pour prévenir les *emprunts forcés* des gens d *scrupule léger.*

SCÈNE XIII, et dernière.

Les précédens, M. et Mad. HELVETIUS.

PAULIN.

Comment! c'est vous? Mais que vois-je? ma bienfaitrice!

(*Il se jette aux genoux de Mad. Helvetius.*)

DUTERTRE.

Sa bienfaitrice!

Mad. HELVETIUS.

Que faites-vous, Paulin?

PAULIN.

En vain voudriez-vous me forcer au secret. Non, monsieur, non, ce n'est point à vous que je dois ma liberté; c'est aux bienfaits de not' généreuse maîtresse.

DUTERTRE, *à part.*

Le diable s'en mêle!

HELVETIUS.

Ce trait est d'une belle âme : jouissez des heureux que vous avez faits.

Mad. HELVETIUS.

Cessez d'exhalter ce que tout autre eût fait à ma place. Mais qu'avez-vous donc, monsieur Dutertre?

GEORGETTE, *méchamment.*

Il est fâché d'avoir été prévenu dans sa bienfaisance.

DUTERTRE, *à part.*

Elle se moque de moi. (*Haut.*) Madame....

HELVETIUS, *à part.*

Je devine tout. Vous n'avez qu'un moyen de vous tirer de là. (*Haut.*) Vous pouvez encore satisfaire votre goût pour la bienfaisance : que la somme que vous vouliez employer à délivrer Paulin, serve de dot à ces enfans.

DUTERTRE.

J'observerai à monsieur....

HELVETIUS.

Je l'exige.

DUTERTRE, *haut.*

De tout mon cœur, (*à Paulin, en lui donnant la bourse.*) mes chers amis, soyez heureux.

PAULIN.

C'est de vos mains que je tenons le bienfait. (*En montrant Helvétius.*) J'en remercions le bienfaiteur.

Mad. HELVETIUS.

Mon ami, je vous avais deviné d'avance.

25. Air d'*Arlequin afficheur.*

L'homme qui cherche les plaisirs,
S'il connaissait la bienfaisance,
Bientôt, au gré de ses désirs,
Aurait plus d'une jouissance.

Ah! pourvu qu'il eut un bon cœur,
Il verrait, dans ce jour prospère,
Qu'on peut trouver le vrai bonheur
Dans trois arpens de terre.

HELVETIUS.

Que cette journée finisse gaîment; que les portes du parc soient ouvertes à tout le village. Je veux moi-même assister à votre bonheur. Pour vous, Paulin, souvenez-vous qu'on doit respecter les lois et les propriétés; que c'est enfin le premier devoir de l'honnête homme.

26. *Air de la Pipe de tabac.*

Ah! que jamais aucun nuage
Ne trouble la paix de ces lieux!
Je prétends que de ce village
Tous les habitans soient heureux.

Mad. HELVETIUS.

En retraçant ainsi l'image
Du bonheur peint dans votre écrit,
Vous aller jouir de l'ouvrage
De votre cœur, de votre esprit.

DUTERTRE

Je perds, dans cette circonstance,
L'espoir d'être jamais heureux;
Je perds, malgré ma prévoyance,
L'objet de mes plus tendres vœux.

PAULIN

C'est à tort que cette aventure
Contre le Destin vous aigrit;
Car franchement je vous assure
Que vous n'en perdrez pas l'esprit.

GEORGETTE, *au Public.*

Pour peindre un immortel génie,
Il fallait un autre pinceau;
Il n'appartenait qu'à Thalie
De tracer ce noble tableau.
Que par un jugement sévère,
L'ouvrage ne soit pas proscrit;
Du Sage qu'ici l'on révère,
Les Auteurs n'avoient pas l'esprit.

F I N.

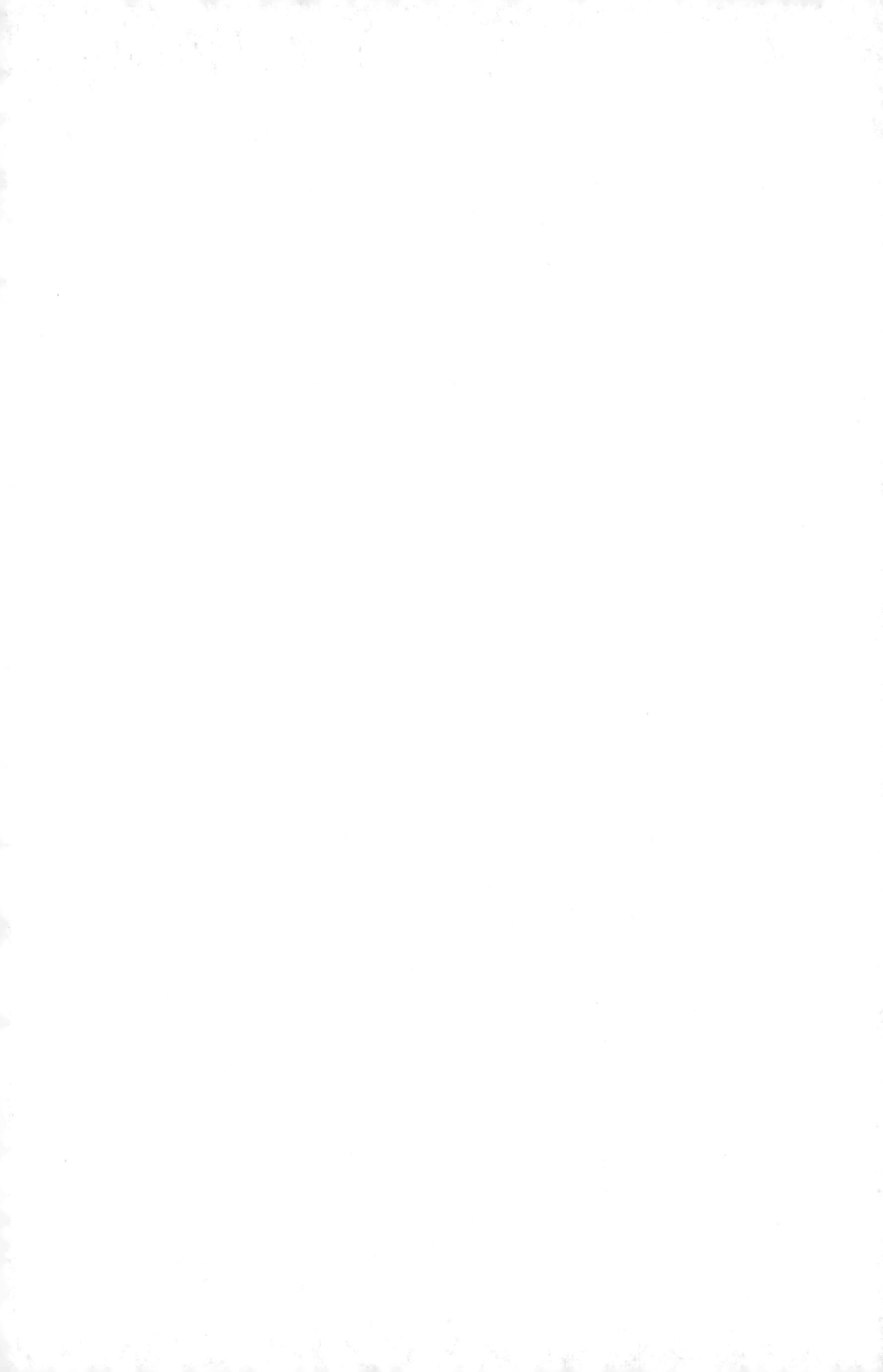